REMÈDE
DU Sr QUIRET,

POUR GUÉRIR

LA MALADIE DE LA GALE,

ET

RAPPORT

DE LA

SOCIÉTÉ ROYALE DE MÉDECINE.

A PARIS,
DE L'IMPRIMERIE ROYALE.

M. DCCLXXXVII.

REMÈDE
DU S.[R] QUIRET,
Pour guérir la maladie de la gale.

PRENEZ un œuf, ouvrez-en l'écale, pour en extraire exactement tout le blanc.

Prenez un quarteron de ſoufre en poudre, dont vous ferez entrer une partie dans l'écale, en le délayant avec le jaune, juſqu'à conſiſtance d'une bonne pâte.

Fermez l'œuf avec un deſſus de papier, & enfermez le tout dans une enveloppe de terre glaiſe.

Mettez-le cuire enſuite dans la cendre, juſqu'à ce que l'exacte deſſiccation de la terre environnante annonce une cuiſſon parfaite du contenu.

Retirez-le du feu, ôtez l'écale, réduiſez la pâte en poudre, en la broyant dans la main, avec un peu de fleur de ſoufre.

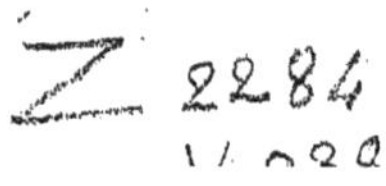

Prenez un quarteron de vieux-oing que vous ferez fondre & clarifier, & que vous mêlerez avec la poudre ci-dessus, en les remuant ensemble jusqu'à ce que le tout soit figé & ait pris consistance.

Manière d'employer le remède.

La manière de se servir de cet onguent, est d'en prendre dans la main & de s'en frotter partout le corps.

La dose ci-dessus doit suffire à la guérison de la plus forte gale; on l'emploie en trois frictions, un jour entre deux, & le soir avant de se coucher, ainsi la guérison se fait en six jours au plus, & n'exige ni préparatiou ni régime. Il suffit de se laver après le terme des trois frictions, & quand il resteroit quelques rougeurs, elles ne tarderont pas à s'effacer, & l'on devroit toujours s'en tenir-là.

EXTRAIT DES REGISTRES
De la Société royale de Médecine.

Séance du 24 Août 1786.

NOUS avons déjà rendu compte à la Société royale de Médecine, de différens objets relatifs à un remède proposé par M. l'abbé Quiret (directeur de la maison des Bleuets & Bapaume à Lille en Flandre), pour guérir la gale, sans être obligé de recourir à aucun remède interne, & seulement par le moyen de trois ou tout au plus quatre frictions faites avec une pommade dont il fait connoître la composition.

Ce premier rapport dressé d'après les rapports très-avantageux faits par M.rs Girardeau & Collon, chirurgiens des maisons de la Salpétrière & de Bicêtre, en conséquence d'expériences très-heureuses & très-multipliées, & qu'on dit avoir été depuis renouvelées dans les mêmes maisons, avec un succès non moins prompt & non moins complet, ne pouvoit qu'être favorable au remède de M. l'abbé Quiret, sous le point de vue de son utilité.

En même temps cependant, nous avons fait remarquer que ce remède, relativement aux substances desquelles paroît dépendre essentiellement sa vertu, n'étoit nullement nouveau; qu'à la vérité sa préparation nous paroissoit pour lors peu commune & pouvoit être nouvelle, quelle que fût son influence sur l'effet curatif. Aujourd'hui nous ſommes en état d'aſſurer que cette préparation eſt parfaitement connue & très-vulgairement employée dans toute la Champagne, & peut-être encore dans différentes provinces de la France. Nous pouvons aſſurer que la pommade employée communément à la maiſon du dépôt de Saint-Denys, n'en diffère que peu, & il étoit difficile de croire que cette différence, petite en apparence, fût capable d'en produire une grande dans les effets.

Nous avons encore annoncé dans notre premier rapport, que c'étoit un abus que de prétendre indiſtinctement qu'un remède quel qu'il ſoit, n'exige chez le malade aucune préparation, encore plus de ne faire aucune diſtinction de la nature & des cauſes de la gale qu'on ſe propoſe de traiter.

Nous ajouterons ici de plus que, relativement à la préparation des malades, il y a une diſtinction importante à faire; il eſt des préparations qui ſont déterminées par la nature du remède, il en eſt qui le ſont par la nature de la maladie, il en eſt encore qui le ſont par la conſtitution du malade: celles-ci, quand elles ſont indiquées, ne peuvent être évitées dans aucune méthode, telle qu'elle ſoit, à moins que cette méthode ne remplît directement par elle-même l'indication acceſſoire; & alors, par cela même, elle ne pourroit pas être univerſelle. Les préparations relatives à la maladie ne peuvent de même être éludées, ſi la gale a un caractère peu ordinaire, particulier à l'individu, aux circonſtances, aux causes qui l'ont produite; telles sont les gales critiques, les gales scorbutiques, vénériennes, &c. Enfin quant à la nature du remède, il est possible, quand le malade est d'ailleurs sain, qu'il n'est point remarquablement pléthorique ni cacochyme, quand les causes environnantes ne contrarient point l'action du remède, quand la gale est simple & contractée par contagion, il est possible, disons-nous, qu'un remède guérisse sans exiger de préparation, & on le sait, soit d'après l'expérience, soit par la connoissance que l'on a de sa manière d'agir; c'est donc à ces termes qu'il faut réduire toutes les promesses de ce genre qui ne peuvent être faites dans un sens plus étendu, que par des personnes qui ne connoissent point ce que la raison & l'expérience doivent avoir appris à tous les médecins.

Telles étoient donc les réflexions que nous avons faites dans notre premier rapport, & sur lesquelles nous insistons encore dans celui-ci.

Mais, pour décider en connoissance de cause, de la valeur du remède de M. Quiret, & de la préférence qu'il peut prétendre sur les autres, il falloit faire par nous-mêmes des expériences dont nous puissions répondre, quoique nous n'eussions nulle envie de soupçonner l'exactitude de celles dont on nous avoit communiqué l'état.

C'est donc de nos propres expériences que nous allons rendre compte à la compagnie.

Le lieu qui nous a été indiqué pour les faire, est la maison du dépôt de mendicité de Saint-Denys près Paris.

Nous nous y ſommes rendus le 13 mai 1786, Mrs Delalouette, Jeanroi, de Juſſieu, Andry, Colombier, Dehorne, de Chamſeru, Vicq-d'Azir & moi. Nous y avons trouvé M. l'abbé Quiret & le médecin, ainſi que le chirurgien de la maiſon, Mrs Davan & Boulay.

On nous préſenta alors un certain nombre de galeux, parmi leſquels nous en choiſîmes vingt-un ; on nous en a préſenté depuis dix autres, & le nombre total de nos expériences faites avec le remède de M. Quiret, a monté à trente-un. Nous avons dreſſé le procès-verbal de l'état des malades, qui a été ſigné de nous, & de Mrs Davan & Boulay.

Nous avons ajouté au procès-verbal, d'après le dire de M. l'abbé Quiret, préſent, ce qui ſuit:

« M. l'*abbé Quiret* annonce qu'il n'a jamais employé » que trois frictions pour le traitement des gales ; que » cependant on avoit ſouvent jugé à propos d'en faire » quatre, parce que les apparences extérieures n'étoient » pas diſparues aſſez promptement ; ils convient auſſi que » les gales croûteuſes exigent qu'on attende encore huit » jours après le traitement fini, pour que la guériſon » paroiſſe confirmée ; cependant il aſſure que malgré cela, » le nombre de trois frictions eſt ſuffiſant, ſoit que le ſuccès » ſoit immédiat, ſoit qu'il tarde quelques jours.

» M. l'abbé, en outre, ne fait aucune diſtinction entre » les gales, relativement à leurs cauſes, ſoit qu'elles ſoient » récemment communiquées, ſoit qu'elles ſoient anciennes, » ſoit qu'elles aient réſiſté à d'autres traitemens.

Ce que M. l'abbé Quiret a certifié conforme à ses » prétentions, & a signé ». P. F. J. Quiret, directeur des Bleuets & Bapaume.

Nous avons en sus ajouté la réflexion suivante.

» Il paroît d'après cela que l'expérience de M. l'abbé Quiret ne lui a rien appris sur les gales compliquées « avec diverses autres affections, ni sur celles qui paroissent « n'être que la crise de certaines maladies dégénérées. « En conséquence, nous nous sommes bornés à deux « expériences seulement sur des gales compliquées, ayant « divisé les autres en trois classes, de gales simples & récentes, « de gales anciennes & de gales rebelles à divers traitemens « » : & ont signé les présens ci-dessus nommés.

Cela fait, nous nous sommes transportés deux à deux, en différens jours, à la maison du dépôt, pour être témoins des progrès du traitement que M. Quiret a dirigé sous les yeux de M. Davan, médecin de cette maison. Nous avons dressé chaque fois un nouveau procès-verbal de l'état des malades, signé des commissaires présens, de M. Davan, médecin du dépôt, & de M. l'abbé Quiret, savoir les 16, 18, 20, 28, 31 mai & 8 juin ; enfin le 6 juillet suivant, tous les commissaires se sont réunis de nouveau, & ont fait un dernier procès-verbal signé de tous les présens, de M.rs Davan & Boulay, & de M. l'abbé Quiret.

L'éloignement du lieu dont le choix avoit été déterminé par des raisons qu'il est inutile d'exposer ici, ne nous a pas permis de nous rendre tous les jours au traitement;

nous y avons ſuppléé par l'exactitude ſcrupuleuſe de nos obſervations.

Voici quel a été le réſultat des expériences.

Gales récemment contractées.

I.

Le nommé Rouillard, âgé de trente-ſept ans, avoit, lors du premier examen, une gale peu abondante, bornée aux poignets & à l'intérieur des mains, elle n'étoit point ulcéreuſe; il y avoit ſur le dos quelques puſtules éparſes. Cette gale ne datoit pas de plus de deux mois. L'homme étoit robuſte & d'une conſtitution ſanguine, & avoit l'apparence d'une bonne ſanté.

Admis au traitement le 13 mai, il a éprouvé trois frictions en tout, adminiſtrées de deux jours l'un, à dater du 14.

Le 20 mai, les boutons étoient amortis, les démangeaiſons diminuées; M. l'abbé Quiret le regardoit comme guéri. Il fut regardé comme tel par les commiſſaires, le 28; il fut baigné le 29 avec les autres malades ſoumis au traitement.

Le 31, on conſtata que des *boutons lymphatiques* avoient paru aux mains, mais ſans démangeaiſons, que tous les anciens étoient diſparus.

Le 8 juin, on aperçut des boutons, qu'on jugea galeux, ſur le ventre, & cependant M. l'abbé Quiret ne jugea pas à propos qu'on fît une quatrième friction.

Enfin le 6 juillet, on n'a plus trouvé de boutons galeux, mais encore à la main droite des reſtes de rougeurs qui n'étoient n'étoient pas exemptes de ſuintement, qu'on ne pouvoit s'empêcher de regarder comme des ſuites de la gale, mais qui ont été reconnues, dans toute eſpèce de traitement, ne pouvoir céder qu'aux purgatifs & aux tiſanes amères.

Ici nous ferons une remarque eſſentielle, & appliquable à tous ceux qui ont été dans le même cas que Rouillard, c'eſt qu'il y a une diſtinction à faire entre les boutons qui ſe manifeſtent chez les galeux, ſoit avant, ſoit pendant, ſoit après le traitement.

Les premiers boutons, ceux qui caractériſent vraiment la gale, ſont des tumeurs plus ou moins larges, dont les plus petites ſont moins fortes qu'un grain de millet; les plus groſſes, quand elles ſont iſolées, excèdent un peu la largeur d'une lentille, elles ſont plus ou moins élevées, tantôt d'une couleur peu différente de celle du reſte de la peau, tantôt rouges, & toujours ſuſceptibles de s'animer & de s'enflammer quand on les gratte ſouvent. Les plus larges ſont ordinairement les plus vives & les plus rouges, & il eſt probable qu'elles ne deviennent telles, que quand elles ont été fort irritées en grattant; elles ſont accompagnées d'une demangeaiſon plus ou moins forte qui augmente la nuit par la chaleur du lit, & ſouvent ôte tout-à-fait le ſommeil; elles ſont placées ſur-tout dans l'interſtice des doigts, vers le pli du poignet, vers celui du coude & de l'aiſſelle, ſur le dos, la poitrine, le bas-ventre, vers l'aine, à l'intérieur des cuiſſes, au pli du jarret & autour du talon.

Mais ce qui caractérise sur-tout la pustule galeuse, outre la demangeaison, c'est que la base en est ferme au tact, point douloureuse lorsqu'elle n'est point irritée, & que la pointe se termine par une vésicule cristalline & très-petite. Cette vésicule se crève, soit seule, soit quand on l'a grattée, & alors la liqueur qui l'emplit se répand & se sèche; & dans les unes, l'extrémité des boutons reste ainsi sèche & noircit; c'est ce qui arrive aux gales de la petite espèce, qu'on nomme *miliaires* ou *canines;* dans les autres la pointe reste vive, & fournit un suintement assez considérable, qui quelquefois forme une croûte large sous laquelle s'accumule de nouvelle eau, & enfin assez souvent de la suppuration. Ces derniers boutons sont les plus larges, & forment ce qu'on appelle la *grosse gale;* ce sont ceux qui sont souvent rouges, fort animés & quelquefois *confluens*, c'est-à-dire, que plusieurs se confondent en une seule tumeur, dont les sommets réunis font des exulcérations plus larges & des croûtes étendues; au lieu que les boutons *miliaires* ou de *gale canine* se groupent souvent, mais se confondent rarement, & d'ailleurs tourmentent ordinairement les malades par une demangeaison plus pénible & plus insupportable.

Quand on ne traite point la gale, on observe quelquefois que la liqueur de la vésicule épanchée, fait naître autour du bouton qui l'a fournie, de nouvelles pustules galeuses qui se reproduisent ainsi successivement.

Telle est l'éruption caractéristique de la gale : elle augmente souvent d'une manière sensible durant le traitement, & ſur-tout au commencement; mais ſi le traitement s'opère par des frictions, les nouveaux boutons ne gardent pas long-temps leurs véſicules, & l'on n'a guère le loiſir de les obſerver.

Sur la fin, il ſort vaguement & ſans ordre, d'autres boutons qui ſont différens; ce ſont les boutons que nous avons nommés *lymphatiques;* leur baſe n'eſt pas ſolide comme celle des premiers boutons, ils ſont tout entiers véſiculeux & demi-tranſparens. L'épiderme de ces véſicules paroît plus ferme & plus épaiſſe que celle qui termine la pointe du vrai bouton galeux; il faut plus d'effort pour la rompre, & elle ne forme point de croûte ni de ſuintement. Cette eſpèce de boutons ſort quelquefois avec demangeaiſon & ſouvent ſans demangeaiſon; elle paroît ſur-tout aux interſtices des doigts & aux plis du poignet.

Enfin, ſur la fin & après le traitement, il ſe fait quelquefois une autre eſpèce d'éruption qui conſiſte en des tumeurs rouges, ſouvent ſuppurantes à l'extrémité, moins faſtigiées, plus plates, & d'une circonférence moins préciſe que les boutons galeux; elle n'excite pas ordinairement de demangeaiſons. La continuation du traitement ne fait ſouvent que les augmenter, & ſi l'on ceſſe, elles ſe détruiſent d'elles-mêmes, ou cèdent aux purgatifs & à la tiſane de patience; ces derniers boutons varient même ſuivant la nature des ſubſtances qui forment la baſe du remède qu'on emploie. Dans l'hiſtoire du traitement par la *dentelaire,* on voit que cette eſpèce de tumeurs a été beaucoup plus groſſe & a ſuppuré beaucoup plus profondément que celles que nous avons vues ſur les malades traités par la méthode de M. Quiret. Ces boutons ont ordinairement le caractère flegmoneux.

Ainſi nous diſtinguerons les boutons que nous avons obſervés dans le traitement de la gale, en *boutons vraiment galeux*, en *boutons lymphatiques*, & en *boutons flegmoneux*.

Maintenant, pour reprendre l'hiſtoire de notre traitement,

J. Rouillard, a été frotté trois fois, de deux jours l'un, à commencer du 14 mai.

Quoiqu'il ait paru d'abord guéri du 20 au 28, il a eu depuis de nouveaux boutons qui ſe ſont diſſipés ſans nouvelle friction.

Le 6 juillet, il avoit ſeulement de ces boutons flegmoneux, qui ſont de nature à exiger le ſecours des purgatifs & des tiſanes amères.

II.

Gremini, âgé de vingt-ſix ans, avoit, le 13 mai, un très-petit nombre de boutons galeux, mais toute l'habitude du corps étoit couverte de petits points rouge-pourpre, ſemblables à des piqûres de puces, & qui, à ce qu'il diſoit, étoient accompagnés de beaucoup de demangeaiſon; ſa gale, d'ailleurs fort légère, datoit de quinze jours: il a été frotté trois fois.

Le 18, après deux frictions, les boutons galeux étoient preſque entièrement diſparus, & la demangeaiſon étoit moins conſidérable. Cette demangeaiſon n'a cependant cessé que le 28 mai; il a été baigné le 29, & de ce moment il a paru bien guéri.

III.

Étienne Fessu, d'une habitude cacochyme, âgé de soixante ans, avoit, le 13 mai, la gale depuis deux mois, gagnée dans la maison même du Dépôt; il avoit quelques boutons au ventre, plusieurs aux poignets & dans les interstices des doigts; sa gale n'étoit pas fort animée ni croûteuse: il a été frotté trois fois.

Le 18 mai, avant la troisième friction, les boutons des poignets étoient amortis, ceux du ventre n'existoient plus, mais il en avoit paru de nouveaux aux cuisses, avec demangeaison. Il a pris, comme les autres, un bain le 29; le 31 mai, il y avoit encore des boutons & des demangeaisons; malgré cela M. l'abbé Quiret n'a pas jugé à propos qu'on fît une quatrième friction: le 8 juin, il y avoit encore des croûtes au poignet sans demangeaison.

Le 6 juillet, il ne s'est plus trouvé sur le corps de boutons vraiment galeux, mais il y avoit au poignet des rougeurs qui exigeoient une purgation.

IV.

Renaud, âgé de cinquante-neuf ans, avoit la gale depuis un mois; elle avoit été beaucoup plus abondante qu'elle ne paroissoit; il n'avoit cependant pas été traité, mais sa gale s'étoit amortie, pour avoir couché quelque temps dans des draps qui avoient servi à des galeux durant leur traitement.

Renaud a été frotté quatre fois, son traitement n'a commencé que le 16 au soir; il avoit encore quelques nouveaux boutons, avec des demangeaisons, le 20 mai, & même le 28 : il a été baigné le 29, le 31 il a paru guéri, & sa guérison s'est soutenue.

V.

Étienne Hubert, âgé de quatorze ans, avoit le 13 mai, une gale qu'il gardoit depuis un mois ; elle étoit simple, mais très-abondante sur le corps & sur les cuisses.

Il a été frotté cinq fois, à commencer du 14 au soir; la quatrième friction a été faite le soir du 20, & la cinquième le 28, à cause des nouveaux boutons qui paroissoient encore accompagnés de demangeaisons & de chaleur.

Le 31, il été baigné, les demangeaisons étoient cessées, il n'y avoit plus que des croûtes & quelques boutons suppurans ; le 8 juin, le même état se soutenoit; enfin le 6 juillet, comme les boutons flegmoneux existoient encore, ainsi que chez Rouillard, il a été décidé qu'on le purgeroit aussi.

V I.

Gabriel Cochin, âgé de cinquante ans, avoit le 13 mai, la gale depuis trois semaines; elle étoit petite, assez abondante sur les épaules & sur les jambes, mais en petite quantité sur les mains ; il a été frotté quatre fois ; la quatrième friction a été faite le 20 mai, parce qu'il y avoit encore des demangeaisons & qu'il avoit reparu de nouveaux boutons du genre de ceux que nous avons nommés *lymphatiques*.

Le 28, il y avoit encore de nouveaux boutons & de fortes demangeaisons au poignet & dans l'interstice des doigts.

Dans la nuit du 30 au 31, il étoit encore sorti des boutons lymphatiques avec beaucoup de demangeaisons, quoiqu'il eût été baigné le 29.

L'état étoit le même le 8 juin, cependant M. l'abbé Quiret n'a pas voulu employer une cinquième friction.

Le 6 juillet, quoique ce malade eût été purgé deux fois, relativement à d'autres accidens, il reparoissoit encore quelques boutons entre le petit doigt & l'annulaire de la main gauche; cependant M. l'abbé Quiret n'a pas voulu qu'on le frottât davantage.

VII.

Félix, âgé de quatorze ans, avoit une gale légère aux mains, elle datoit de six semaines; il a été frotté trois fois, à commencer du 14, il a été baigné comme les autres le 29; le 31 il y avoit encore aux doigts quelques boutons lymphatiques, mais les demangeaisons avoient cessé le 30.

Le 8 juin, il paroissoit guéri.

Le 6 juillet, on jugea qu'il avoit besoin d'être purgé, à cause de quelques boutons, qui cependant n'avoient point l'aspect galeux.

VIII.

J. F. Feron, âgé de seize ans & demi, avoit la gale depuis un mois, elle étoit peu abondante, mais bien marquée au poignet & dans l'interstice des doigts; il a été frotté trois frois.

Le 20 mai, il n'avoit déjà plus que les places rouges des boutons tombés ; il a été baigné le 29, & n'a plus eu ni boutons, ni aucune trace de gale.

I X.

Richer, âgé de ſept ans, avoit, le 13, une gale aſſez abondante ſur le corps & ſur les bras, accompagnée de beaucoup de demangeaiſons ; il a été frotté trois fois.

Le 20, il y avoit encore de nouveaux boutons, & les places des anciens étoient fort rouges. Il a encore paru depuis quelques boutons vagues, ſans demangeaiſons, qui exiſtoient le 28 ; il a été baigné le 29 ; le 31, il n'avoit plus d'apparence de gale, & depuis il a paru conſtamment guéri.

X.

Lazare Hubert, âgé de vingt-cinq ans, avoit une gale de trois ſemaines de date, croûteuſe & ſuppurante aux poignets & au coude ; il a été frotté quatre fois, à dater du 14 mai.

Le 18, avant la troiſième friction, il avoit paru des boutons à la poitrine & aux bras, avec demangeaiſon ; le 20, de nouveaux boutons avoient encore reparu, toujours avec demangeaiſon, & M. l'abbé Quiret a demandé une quatrième friction ; le 28, il y avoit encore des demangeaiſons & quelques boutons, il a été baigné le 29.

Le 31, il n'y avoit que quelques boutons lymphatiques, & point de demangeaiſons ; le 8 juin ſuivant, il a paru complétement guéri, mais ayant été malade depuis, il a été purgé, s'eſt bien rétabli, & la guériſon s'eſt ſoutenue.

XI.

X I.

Claude Perrot, âgé de vingt ans, avoit une gale très-petite & aſſez abondante, répandue ſur le dos, le ventre & les cuiſſes, elle datoit d'environ un mois; il étoit alors ſujet à quelques accès de fièvre occaſionnés par une convaleſcence incomplète; il a été frotté trois fois, à dater du 14.

La demangeaiſon a duré juſqu'au 29, il a été baigné, & depuis a paru conſtamment guéri.

X I I.

André Marchand, âgé de cinquante-quatre ans, avoit une gale qui datoit de trois ſemaines, aſſez abondante ſur le dos, les épaules & le ventre, mais fort ſimple; il a été frotté trois fois.

Le 20, il pouſſoit encore de nouveaux boutons avec demangeaiſons. Le 28, il n'avoit plus de boutons, les demangeaiſons ſubſiſtoient; il a été baigné le 29; le 31, il a paru guéri, le 8 juin de même; le 6 juillet, il a paru de nouveaux boutons fort équivoques au bras droit. Il a été jugé qu'il prendroit de la racine de patience, & qu'il ſeroit purgé.

X I I I.

Le nommé *Boulonnois*, ſoldat-pionnier, âgé de vingt ans, avoit une gale sèche & très-abondante, répandue ſur tout le corps, notamment ſur la poitrine, le ventre, le dos, les cuiſſes, le ſcrotum & la verge, il en avoit très-peu aux mains; cette gale datoit de trois mois, & n'avoit pas été traitée. Il s'eſt préſenté le 16 mai, & a été frotté pour

C

la première fois ce jour-là même ; il a été en tout frotté trois fois.

Le 28, il n'y avoit plus de demangeaisons, mais il paroissoit encore des boutons qui ne tardèrent pas à s'amortir & à s'effacer ; il a été baigné comme les autres le 29, ce qui l'a beaucoup soulagé, & le 31, il paroissoit guéri ; sa guérison s'est soutenue constamment.

X I V.

Villars, âgé de quinze ans, avoit aussi une gale sèche, mais moins abondante que Boulonnois ; elle étoit aussi répandue par tout le corps, mais plus abondamment aux poignets. Cette gale datoit de huit jours ; il s'est présenté le 16, a été frotté trois fois, à commencer de ce jour même.

Les demangeaisons ont augmenté durant le traitement, & il a paru beaucoup de nouveaux boutons. Le 28, il y avoit encore de la demangeaison aux poignets, avec des boutons éteints. Le bain du 29 a fait à ce malade beaucoup de bien, & a dissipé la demangeaison ; il paroissoit guéri le 31 : le 8 juin, il y avoit encore quelques boutons qui avoient paru depuis le 31 mai, mais sans demangeaison ; il a paru complétement guéri le 6 juillet.

X V.

Resson, âgé de dix-neuf ans, présenté au traitement le 16, avoit eu la gale deux mois & demi auparavant. Il avoit été traité dans la maison ; la gale avoit disparu ; il étoit sorti du dépôt : ayant été repris, la gale n'a pas tardé à reparoître ; cette gale étoit petite, sèche, abondante ſur tout le corps, il a été frotté trois fois, à dater du 16.

Le 20, avant la troiſième friction, les demangeaiſons étoient encore fortes, & il paroiſſoit beaucoup de nouveaux boutons. Le 28, il y avoit encore & des démangeaiſons & de nouveaux boutons ; bains le 29 ; le 31, il y avoit démangeaiſon aux bras ; le 8 juin, il paroiſſoit guéri, & ſa guériſon ſe ſoutenoit encore le 6 juillet.

X V I.

Delorme, âgé de quinze ans, préſenté le 16, avoit une gale qui datoit de huit jours, petite, abondante ſur les bras & les poignets, éparſe & rare ſur le reſte du corps.

Il a été frotté trois fois, à dater du 16; il a pouſſé de nouveaux boutons juſqu'au 28 mai; le 31, il paroiſſoit guéri, il avoit été baigné le 29 : ſa guériſon s'eſt ſoutenue.

X V I I.

Duret, âgé de ſeize ans, avoit une gale peu abondante répandue ſur la poitrine, le ventre & les cuiſſes; elle datoit d'un mois : il s'eſt préſenté le 16, & a été frotté pour la première fois ce jour même; il a reçu en tout trois frictions.

Le 18, il étoit venu de nouveaux boutons aux mains, les autres s'amortiſſoient ; il a été baigné le 29 ; néanmoins il a continué de paroître de nouveaux boutons juſqu'au 31, avec demangeaiſon redoublant le matin. Le 8 juin, il y avoit encore des boutons à la main droite ; le 6 juillet, il étoit guéri.

X V I I I.

Bourdelot, âgé de vingt-ſept ans, s'eſt préſenté le 18 mai, ſa gale étoit sèche, peu abondante, remarquable ſur-tout au ventre & ſur les cuiſſes, elle datoit d'un mois; il a été frotté trois fois, à commencer du 18.

Le 28 mai, il éprouvoit encore un peu de demangeaiſon, les boutons étoient amortis; il a été baigné le 29, & le 31 il paroiſſoit guéri: ſa guériſon s'eſt bien ſoutenue.

X I X.

Louis Denys, âgé de quinze ans, s'eſt préſenté le 20 mai; ſa gale contractée à l'hôtel de la Force, étoit ſimple, peu abondante, placée aux poignets & au corps, & accompagnée de beaucoup de demangeaiſons: il a éprouvé trois frictions, à dater du 20 mai.

Le 28, ayant été frotté trois fois, il continuoit d'avoir beaucoup de démangeaiſons, ſes boutons commençoient à s'éteindre, mais il reſtoit beaucoup de rougeurs.

Le bain du 29 a calmé les demangeaiſons; le 31 elles étoient revenues; il y avoit des rougeurs aux poignets, & les cuiſſes avoient auſſi quelques reſtes de boutons avec demangeaiſon.

Le 8 juin, il aſſuroit n'avoir plus de demangeaiſons, mais il y avoit encore des traces de ces boutons, tant aux mains qu'aux cuiſſes.

Le 6 juillet, il étoit guéri.

X X.

Delaune, âgé de trente-trois ans, s'eſt préſenté le 20; il avoit eu la gale à l'hôtel de la Force, & s'étoit frotté deux fois dans cette maison : on avoit en conséquence décidé qu'on ne l'admettroit pas au traitement de M. l'abbé Quiret ; mais comme néanmoins on a continué de le frotter avec les autres, nous en tiendrons notice. Sa gale étoit simple & s'amortissoit déjà, mais il avoit encore beaucoup de demangeaisons ; il a été frotté trois fois, à dater du 20 mai.

Le 28, les boutons étoient en partie éteints, il n'avoit plus de demangeaisons ; le 31, il avoit à la place des boutons, quelques rougeurs & point de demangeaisons ; il avoit été baigné le 29 : le 8 juin, il y avoit encore des traces de gale au poignet ; le 6 juillet, il étoit guéri.

X X I.

F. Rebouquet, âgé de dix-huit ans, avoit gagné la gale à l'Hôtel-Dieu, il s'est présenté le 20 mai ; sa gale étoit en petite quantité & simple, mais accompagnée de demangeaisons : il a été frotté trois fois, à dater du 20.

Le 28, les boutons étoient en partie éteints, il restoit peu de demangeaisons ; il a été baigné le 29 ; le 31, il avoit des boutons suppurans au poignet droit, quelques boutons simples au poignet gauche, mais sans demangeaisons.

Le 8 juin, il n'y avoit plus de boutons ; il restoit des croûtes au poignet droit.

Le 6 juillet, il a été jugé guéri, mais on a cru qu'il avoit besoin d'être purgé.

XXII.

Femmes.

Jeanne Lhermini, âgée de cinquante-ſix ans, ayant un bon teint & paroiſſant bien portante, s'eſt préſentée le 13 mai; elle avoit, depuis ſix ſemaines, la gale ſeulement aux poignets, aux mains & juſqu'aux coudes.

Cette gale étoit ſimple, il y avoit cependant quelques croûtes en certains endroits, & beaucoup de démangeaiſons. Cette malade a commencé à être frottée le 15 mai, & a reçu les frictions demandées par M. Quiret, parce qu'une partie de cette gale étoit croûteuſe.

Les croûtes étoient tombées le 18 mai, après la ſeconde friction; elle n'a ceſſé juſqu'à la fin d'avoir de nouveaux boutons & des demangeaiſons, ſur-tout dans la paume des mains.

Le 6 juillet, il en exiſtoit encore, & toujours dans la paume des mains; on n'a pas continué de la traiter quoiqu'elle ne fût pas guérie.

XXIII.

Angélique le Long, âgée de vingt-deux ans, & cependant ayant l'air de la vieilleſſe, la peau sèche & baſanée, de la plus mauvaiſe conſtitution, ſans ſe plaindre d'aucune incommodité, ayant continuellement les mains froides, & cependant dans une moiteur perpétuelle, avoit la gale depuis deux mois, contractée à l'Hôtel-Dieu : cette gale étoit sèche, répandue par tout le corps avec beaucoup de demangeaiſons. La malade a été préſentée le 13, ſon traitement a été commencé le 15, il a été porté à quatre frictions, à cause de l'opiniâtreté des symptômes.

Les demangeaisons & les boutons, sur-tout à la jambe & au pied, se sont long-temps soutenus; la quatrième friction a été faite le 20; le 8 juin, il y avoit des boutons lymphatiques à la main droite, quelques restes de gale à la jambe, & beaucoup de demangeaisons.

Le 6 juillet, cette malade paroissoit guérie de la gale.

XXIV.

Gales anciennes.

Étienne Dulac, âgé de quinze ans, s'est présenté le 13 mai; il avoit une gale qui datoit de neuf mois; on observoit des croûtes sèches en différentes parties, entr'autres une très-large à la cuisse, mais dont la base étoit dartreuse, une moins large au coude, & beaucoup de petites pustules à la surface du corps: il a été frotté trois fois en tout, à commencer du 14.

On a observé que les demangeaisons qui accompagnoient la dartre de la cuisse se sont dissipées, sur-tout après le bain du 29; le 31 mai, ce malade paroissoit guéri de la gale & des demangeaisons, la dartre subsistoit.

Le 8 juin, il paroissoit de nouveau un bouton galeux à la main droite, & le 6 juillet, le malade a paru avec un grand nombre de boutons fort suspects à l'avant-bras droit; on a jugé à propos de lui ordonner la tisane de patience, & de le purger.

X X V.

Gaſpard Simonneau, âgé de treize ans, avoit la gale depuis dix-huit mois; il avoit un nombre conſidérable de puſtules sèches, & un dépôt flegmoneux & ſuppurant à la nuque depuis trois ſemaines : il s'eſt préſenté le 13, & a été en tout frotté trois fois, à dater du 14 mai. Le dépôt s'eſt bien guéri, il y avoit encore de nouveaux boutons le 28, avec demangeaiſon. Le 31 mai & le 8 juin, il y avoit encore des reſtes évidens de gale. M. l'abbé Quiret n'a pas cependant voulu qu'on le frottât davantage ; il n'étoit pas parfaitement guéri le 6 juillet, il avoit encore quelques reſtes rouges & flegmoneux , & même quelques boutons très-ſuſpects: on a décidé qu'il ſeroit purgé & mis à l'uſage de la tiſane de patience.

X X V I.

Gales rebelles à divers traitemens.

F. Ducharme, imprimeur en papiers peints, âgé de dix-ſept ans, avoit la gale depuis deux ans & demi ; le caractère de ſes boutons étoit petit & miliaire ; ils paroiſſoient ſur-tout aux bras, aux cuiſſes & au dos. La demangeaiſon étoit conſidérable, les glandes inguinales gonflées; cette gale a reparu à pluſieurs époques, après avoir cédé à divers traitemens ; il s'eſt préſenté le 13, & a été frotté juſqu'à onze fois, à dater du 14.

La quatrième friction a été faite le 20 ; de nouveaux boutons avoient paru & les anciens ſubſiſtoient encore.

La

La cinquième a été faite le 28, les boutons conſervoient toujours le même caractère : on a baigné ce malade au commencement de juin, le même état ſubſiſtoit encore le 8 de ce mois, & l'on a repris les frictions, qu'on a portées juſqu'au nombre de onze ſans ſuccès. Son père a aſſuré qu'il avoit toujours eu de ces ſortes d'éruptions, qu'on n'avoit jamais pu guérir.

XXVII.

Pierre Germain, âgé de vingt-quatre ans, avoit la gale depuis plus d'un an ; il avoit été déjà traité au dépôt ; la gale avoit diſparu, & étoit reparue à la ſuite d'une maladie ; elle n'étoit abondante qu'aux poignets : ce malade a été frotté trois fois, à dater du 14.

Après la troiſième friction, la gale a diſparu ; il eſt tombé malade avec fièvre, dévoiement, grande demangeaiſon ; on lui a donné, outre les tiſanes indiquées, des bols ſulfureux & le diaſcordium, pour modérer le dévoiement ; la fièvre a ceſſé ainſi que le dévoiement, mais la demangeaiſon a augmenté ; le 6 juillet, il étoit encore cacochyme.

XXVIII.

Deſchamps, âgé de dix-ſept ans, avoit eu la gale deux mois avant d'être préſenté au traitement de M. l'abbé Quiret ; il avoit été traité & guéri ; mais la gale a reparu à la ſuite d'une maladie grave, qui s'eſt terminée par cette éruption ; elle étoit abondante ſur le dos, le ventre & les cuiſſes : il s'eſt préſenté le 18 mai, il a été en tout frotté trois fois, à dater du 18.

Il a paru quelques nouveaux boutons dans le cours du traitement, on l'a baigné le 29 ; le 31, il paroissoit guéri ; sa guérison s'est soutenue, & il n'a point été malade.

XXIX.

Un jeune homme, âgé de dix-neuf ans, avoit la gale depuis environ un an ; il avoit été traité par le soufre & le beurre, & par la pommade citrine, & n'avoit point été guéri. La gale étoit abondante à la poitrine, aux cuisses, aux bras & aux poignets ; il s'est présenté le 13 & a été frotté trois fois en tout, à dater du 15.

Les boutons des mains subsistoient le 28, quand tous les autres étoient au moins fort éteints ; le 31, il avoit aux mains des boutons suppurans, & encore des restes de gale avec demangeaison ; il a pris un bain ce jour même.

Le 8 juin, il y avoit encore des restes de gale avec demangeaison ; mais M. l'abbé Quiret attribuant ces simptômes à l'échauffement, parce que ce malade jouissoit de sa liberté, ne voulut point lui administrer de nouvelles frictions.

Et en effet, le 6 juillet, ce malade a paru complétement guéri ; il avoit été purgé, & devoit encore l'être.

Gales compliquées & anciennes.

XXX.

François Henry, âgé de trente ans, avoit une gale sèche, petite, très-abondante, aux extrémités supérieures & inférieures ; mais les boutons de cette gale étoient des tumeurs multipliées, point ulcérées, dont la couleur n'étoit pas différente de celle de la peau, & dont l'extrémité paroiſſoit à peine véſiculeuſe. Ce malade avoit ſuivi pluſieurs traitemens pour la gale, à l'âge de douze ans, mais inutilement; depuis il a ſubi des traitemens mercuriels pour des accidens vénériens; la gale n'a point cédé; il a de plus un dépôt ſcrophuleux au bas de la joue droite.

Il a ſubi cinq frictions, mais ſa gale a toujours ſubſiſté, & toujours dans le même état juſqu'à la fin : il s'eſt toujours connu cette maladie.

Gale compliquée récente.

X X X I.

Hilaire Collin, âgé de quarante ans, étoit attaqué depuis cinq ſemaines d'une gale qui ſembloit ſcorbutique, à en juger par la couleur violette des puſtules; il avoit pluſieurs plaques très-larges, ayant le caractère dartreux, fort violettes & chargées de croûtes; elles étoient placées ſur la poitrine & le côté droit, & s'étendoient juſque ſur le dos; les gencives étoient en mauvais état. Ce malade a été frotté quatre fois, à dater du 14 mai; la demangeaiſon ſubſiſtoit encore le 28, il a été baigné le 29.

Le 31, les croûtes étoient entièrement tombées, les demangeaiſons étoient ceſſées, mais les plaques dartreuſes, ſur leſquelles étoient les croûtes, ſubſiſtoient encore & n'ont point cédé.

Enfin il a été reconnu guéri le 8 juin, & ſa guériſon

s'eſt ſoutenue; quant aux ſymptômes galeux, les plaques dartreuſes violettes ſont reſtées.

TELS ont été les phénomènes du traitement que nou avons ſuivi & qui a été conduit & dirigé par M. l'abbé Quiret. Dans le rapport que nous venons d'en faire, nous avons claſſé les maladies relativement à l'ancienneté & à l'opiniâtreté connue ou apparente de leurs ſymptômes, ainſi qu'à leurs complications; vingt-trois malades avoient des gales qu'on pouvoit regarder comme récentes: nous comprenons ſous ce titre des gales qui datent depuis huit jours juſqu'à trois mois, lorſqu'elles n'ont pas été traitées.

Les deux gales que nous avons nommées ſimplemnt *anciennes*, datoient l'une de neuf mois, l'autre de dix-huit.

Parmi celles que nous avons nommées *rebelles à divers traitemens*, on en compte trois anciennes & une qui ne datoit que de deux mois; celle-ci, ainſi qu'une des anciennes, avoit été traitée & guérie, mais étoit reparue à la ſuite d'une maladie, & comme ſi elle en eût été la criſe.

Enfin des deux gales compliquées, l'une l'étoit d'un vice écrouelleux, & le malade ſe l'étoit toujours connue; l'autre étoit jointe à des dartres ſcorbutique & ne datoit que de cinq ſemaines.

Mais pour porter un jugement définitif, il faut conſidérer nos malades autrement, & les claſſer relativement aux phénomènes du traitement dont il eſt queſtion, c'eſt-à-dire, relativement au nombre des frictions employées, à l'intégrité de la guériſon, au temps de la diſparition des ſymptômes, &c.

I. *Relativement au nombre des frictions.*

1.° VINGT-DEUX des malades ci-devant nommés, ont ſubi trois frictions ſeulement, ce ſont ceux dont nous avons expoſé l'hiſtoire ſous les N.°s I, II, III, VII, VIII, IX, XI, XII, XIII, XIV, XV, XVI, XVII, XVIII, XIX, XX, XXI, XXIV, XXV, XXVII, X, XXVIII & XXIX.

2.° Six autres en ont éprouvé quatre, ce ſont les malades dont le traitement eſt décrit aux N.°s IV, VI, XXII, XXIII, XXXI.

3.° Deux ont été juſqu'à cinq, ce ſont les malades déſignés ſous les N.°s V & XXX.

4.° Enfin un ſeul malade a éprouvé un nombre indéfini de frictions, c'eſt-à-dire qu'elles ont été portées juſqu'à onze, c'eſt le malade déſigné ſous le N.° XXVI.

À cet égard, comme à tous les autres, nous avons laiſſé M. l'abbé Quiret arbitre du traitement.

II. *Relativement à l'intégrité de la guériſon.*

IL faut diviſer les malades en pluſieurs claſſes; les uns ont été guéris complètement, les autres avec des reſtes, de nature à exiger l'uſage des purgatifs, & même de la racine de patience; quelques-uns ont eu des récidives; d'autres enfin n'ont point été guéris du tout.

1.° Ceux qui ont été complètement guéris sans aucun reste qui put exiger de remèdes internes, sont au nombre de dix-neuf; quinze d'entr'eux n'ont éprouvé que trois frictions, les quatre autres en ont subi quatre.

Des quinze premiers, treize étoient du nombre de ceux dont les gales étoient récentes, & leur histoire est exposée sous les N.os II, VIII, IX, XI, XIII, XIV, XV, XVI, XVII, XVIII, XIX, XX, XXI; les deux autres avoient des gales que nous avons désignées comme rebelles à divers traitemens; ce sont les malades des N.os XXVIII & XXIX. Celui du N.° XXVIII, comme on peut le voir à son article, avoit une gale qui ne datoit que de deux mois, mais qui après avoir été guérie, étoit revenue à la suite d'une maladie, dont elle avoit paru être la crise; cependant ce malade n'a éprouvé aucune incommodité depuis son traitement, par le remède actuel. Le malade N.° XXIX, avoit une gale qui datoit d'un an, & qui avoit été soumise inutilement à divers traitemens. Ces quinze-là donc ont été guéris complètement par trois frictions.

Pour les quatre qui ont été complètement guéris, mais par quatre frictions, trois d'entre eux avoient des gales récentes, désignées sous les N.os IV, X, XXIII: le quatrième N.° XXXI, avoit aussi une gale récente, mais compliquée d'une affection dartreuse scorbutique.

2.° Les malades dont la gale peut être regardée comme

guérie, mais chez qui elle a laiſſé des reſtes qui ont paru exiger des remèdes internes, ſont au nombre de ſix; cinq d'entre ces malades ont eſſuyé trois frictions ſeulement, ce ſont ceux des N.^{os} I, III, VII, XII, XXV; ce dernier avoit une gale ancienne.

Le ſixième a été frotté cinq fois, c'eſt celui du N.° V.

Mais il eſt une autre obſervation à faire à leur égard; pluſieurs de ces ſix malades ont eu une diſparition totale des ſymptômes galeux, avant que les boutons flegmoneux ſe ſoient fait remarquer, tels ſont les malades des N.° VII & XII.

Dans les autres on n'a point remarqué d'intervalle d'une guériſon parfaite; mais à la fin il ne reſtoit plus que ces reſtes équivoques, qui ont déterminé à recouriir aux purgatifs.

Il eſt encore à remarquer relativement au malade N.° XII, que les boutons qui ont reparu ſur la fin du traitement de cet homme, n'étoient pas tout-à-fait du genre des flegmoneux, mais avoient un caractère plus ſuſpect, & qui à la rigueur, auroit pu faire ſoupçonner une récidive; auſſi a-t-on inſiſté pour lui ſur l'uſage de la racine de patience, indépendamment des purgatifs.

3.° La récidive après la guériſon, s'eſt manifeſtée chez deux de nos malades, N.ºs XXIV & XXVII, mais ces deux malades ſont dans un cas bien différent l'un de l'autre.

Celui du N.° XXVII avoit déjà été guéri antérieurement, & la gale avoit reparu après une maladie grave. On peut voir par l'hiſtoire de ſon traitement, que cette fois-ci, la même choſe eſt arrivée préciſément; mais ici la nouvelle apparition de la gale n'étoit pas encore complette le 6 juillet, quoique les demangeaiſons fuſſent fort augmentées, & que les accidens de la répercuſſion fuſſent beaucoup diminués. On a vu que le malade, N.° XXVIII, a été plus heureux, quoique l'hiſtoire antérieure de ſa gale eût pu faire redouter les mêmes effets. Pour le malade, N.° XXIV, il avoit paru bien guéri le 31 mai; mais le 8 juin, il parut un bouton galeux à la main, & le 6 juillet, le nombre des boutons étoit très-conſidérable, comme on peut le voir à ſon article. Ici l'intervalle, entre la guériſon & la récidive, n'a été marqué par aucun accident qui pût faire ſoupçonner de répercuſſion; en ſorte qu'on pourroit croire que c'eſt moins une récidive qu'une gale contractée de nouveau, ce qui peut venir de la difficulté qu'on a à contenir ces ſortes de gens, que cependant on a eu ſoin de ſéqueſtrer avec ſoin, pour les empêcher de communiquer avec les nouveaux arrivés, ou les galeux traités par la méthode uſitée au dépôt.

4.° Nous avons fait une quatrième claſſe des malades qui n'étoient point guéris le 6 juillet; ils ſont au nombre de quatre, & leur hiſtoire eſt contenue aux N.os VI, XXII, XXVI, XXX.

Mais de ces quatre, il faut remarquer que ceux des N.os VI & XXII qui avoient des gales récentes, ont éprouvé des diminutions conſidérables; ils ont été frottés l'un & l'autre quatre fois. Le N.° VI n'a plus montré, le

6 juillet

6 juillet que quelques boutons à la main & dans l'interſtice des doigts ; ils étoient vraiment galeux, & cependant ce malade, pour d'autres raiſons, avoit été purgé deux fois, mais le corps qui avoit eu beaucoup de gale en étoit exempt : M. l'abbé Quiret n'a pas jugé à propos qu'on le frottât davantage.

Le malade N.° XXII, qui étoit une femme, avoit eu des boutons aſſez nombreux, depuis les mains juſqu'au coude ; il n'en avoit plus le 6 juillet que dans les paumes des mains, vers les lignes qui les traverſent, mais ces boutons étoient accompagnés de grandes demangeaiſons. M. l'abbé Quiret n'a point voulu de nouvelle friction, & il a été impoſſible de retenir cette femme, dont le temps de détention étoit expiré.

Pour les malades des N.os XXVI & XXX, ils n'ont éprouvé aucune diminution qui pût faire eſpérer de guériſon, par la continuation du remède actuel.

Chez le malade du N.° XXVI, on auroit pu ſoupçonner une cauſe vénérienne, à cauſe des gonflemens qu'il avoit dans les aines, au commencement du traitement ; mais ce gonflement n'avoit point de caractère décidé vénérien, n'étoit ni dur ni douloureux, & le malade n'avouoit avoir éprouvé aucune affection du genre des maladies vénériennes ; &, ce qui démontreroit plus que tout le reſte l'abſence de cette cauſe, c'eſt que ſon père a déclaré lui avoir toujours connu des éruptions ſemblables à la gale, & qu'on n'avoit jamais pu guérir parfaitement.

Ainſi, dans l'exactitude la plus ſcrupuleuſe, les trente-un

malades dont nous venons de réunir l'hiſtoire, préſentent ; 1.° dix-neuf malades guéris complétement par le ſeul remède adminiſtré par M. l'abbé Quiret ; 2.° ſix autres chez leſquels des reſtes équivoques ont paru exiger qu'on réunît quelques remèdes internes pour compléter la cure ; 3.° deux qui ont eu des récidives, l'un deſquels a préſenté tous les caractères d'une répercuſſion fâcheuſe ; 4.° enfin, quatre autres qui n'ont point été guéris, mais deux deſquels ont éprouvé des diminutions qui auroient pu engager à plus de perſévérance dans l'adminiſtration du remède.

Si l'on veut préſenter la choſe ſous le point de vue le plus favorable au remède de M. l'abbé Quiret, on pourra regarder les boutons ſuſpects ſurvenus à la fin du traitement des malades N.os XII & XXIV, comme étrangers à leur première maladie, & comme provenans d'une nouvelle infection ; alors regardant la première gale comme guérie, on les ajoutera au nombre des dix-neuf guéris complétement, ce qui fera vingt-un. On retranchera encore du nombre des galeux, ce ſcrophuleux dont les tumeurs n'avoient pas évidemment le caractère de la gale, & paroiſſoient appartenir au vice écrouelleux. Alors le nombre des vrais galeux, traités par le remède de M. Quiret, ſe réduira à trente. On pourra encore ſuppoſer que les cinq qui ſont reſtés avec des boutons flegmoneux, ſe feroient inſenſiblement guéris ſans autres ſecours, comme il eſt arrivé à quelques autres, avant le terme du 6 juillet ; & alors ſur trente malades traités, on en comptera vingt-ſix de guéris ; ſur les quatre reſtans, on en remarquera deux dont la guériſon auroit peut-être été obtenue, en employant une cinquième friction ; un ſeul dont la gale a réſiſté opiniâtrément ſans aucune diminution ; un chez lequel le remède a occaſionné une répercuſſion fâcheuſe, & qui ne ſauroit, d'après cela, être traité prudemment par aucune méthode purement externe, ſi ce n'eſt peut-être par les rubéfians, tels que la dentelaire, ce qui mériteroit d'être éprouvé.

III. *Mais il nous reſte un troiſième ordre d'obſevrations à faire, relativement au temps de la diſparition des ſymptômes dans les malades qui ont été guéris.*

Le point important qu'annonçoit M. l'abbé Quiret, étoit que trois frictions ſuffiſoient pour la guériſon complète ; qu'il s'étoit déterminé à en faire quatre ſeulement dans les gales croûteuſes. Nous avons dit que cette aſſertion s'étoit vérifiée ſur ceux d'entre nos malades qui ont été guéris complétement, & l'on a vu que, ſur le nombre de dix-neuf, ou ſi l'on veut vingt-un, il y en a eu quinze, ou même dix-ſept, qui n'ont éprouvé que trois frictions, & quatre qui en ont ſubi quatre. On a vu que, parmi ceux qui, au nombre de cinq ou ſix, ont eu des reſtes, pour leſquels on a cru devoir employer les purgatifs, il y en a eu cinq, ou ſi l'on veut quatre, qui ont été traités par trois frictions, & un auquel on en a adminiſtré cinq. Nous avons déjà obſervé qu'il eût fallu peut-être en faire une cinquième à deux d'entre ceux qui n'ont pas été guéris, & qui n'en ont éprouvé que quatre ; les autres eussent inutilement subi un plus long traitement. Ainsi, relativement à ceux qui ont été guéris, il s'est trouvé quelque différence entre les promesses de M. l'abbé Quiret, & les effets qui ont résulté de l'usage de son remède.

Mais, quoique son assertion portât principalement sur le nombre des frictions, il sembloit insinuer, & les procès-verbaux de l'Hôpital-général ont paru confirmer que la disparition totale des symptômes se faisoit en huit jours de temps, chez ceux dont les gales simples n'avoient exigé que trois frictions ; & que chez ceux dont les gales croûteuses avoient paru en exiger quatre, il falloit quinze jours environ pour que cette disparition fût complète. A cet égard nous avons observé quelque différence, & en portant les yeux sur l'extrait que nous avons donné de nos journaux, on trouvera que parmi ceux qui ont été guéris complétement par trois frictions, le malade du N.° VIII seul a pu être guéri en huit à dix jours ; celui N.° XVIII en douze jours ; ceux des N.os XVI & XXVIII en treize jours ; ceux des N.os II, XIII & XIV, & même si l'on veut celui du N.° XXIV, en quatorze jours. Le malade du N.° XII, si l'on veut le joindre à la liste des guéris, l'aura été en seize jours ; le malade N.° IX en dix-sept jours ; celui du N.° XV, a pu aller jusqu'à dix-huit jours ; enfin les malades des N.os XVII, XIX, XX & XXIX, ont exigé certainement plus de vingt jours & ont pu aller jufqu'à trente. Parmi ceux pour lefquels on a employé quatre frictions, le malade N.° IV feul a été guéri en quatorze jours; celui du N.° XXXI l'a été en dix-fept; celui du N.° XIV à peu-près en vingt jours, & celui du N.° XXIII l'a été au bout de trente jours environ.

Pour ceux que nous avons jugé devoir être purgés, deux d'entre ceux qui ont éprouvé feulement trois frictions, ont eu un intervalle de guérifon complète apparente, ce qui a eu lieu pour le malade N.° I, au bout de dix à douze jours de traitement; & pour le malade N.os VII, au bout de dix-fept jours. Nous avons déjà parlé du malade N.° XII; les autres marqués N.° III & XXV, ainfi que le malade N.° V qui a été frotté cinq fois, n'ont ceffé d'avoir ou des boutons vraiment galeux, ou des boutons lymphatiques, ou des boutons flegmoneux, la plupart du temps avec demangeaifon, jufqu'au cinquante-troifième jour, où les boutons flegmoneux fubfiftoient encore.

A l'égard du malade N.° XXVII, qui a éprouvé une répercuffion fâcheufe, fa gale a difparu le cinquième jour du traitement, après avoir fubi la troifième friction, & de ce moment il a reffenti tous les accidens fâcheux dont nous avons parlé. La promptitude avec laquelle les accidens ont fuivi, dans ce malade, la difparition de la gale, autorife encore à foupçonner que la rechute du malade N.° XXIV, ainfi que le renouvellement des boutons fufpects de celui du N.° XII, feroient plutôt dûs à une nouvelle infection, qu'à une éruption supprimée & reparoissante. Cette réflexion tranquillise aussi sur l'état du malade N.° XXVIII, dont la gale, avant le traitement actuel, avoit paru être la crise d'une maladie occasionnée par une répercussion de la même humeur, & qui n'a cependant éprouvé aucun accident dans le traitement de M. Quiret.

Une autre réflexion qu'il est nécessaire de faire ici, c'est que les frictions ayant été faites de deux jours l'un, le traitement pour ceux qui en ont éprouvé trois, a été terminé dans l'espace de cinq jours, y compris les deux jours pour les intervalles des frictions; pour ceux qui ont été frottés quatre fois, il a duré sept jours; pour le malade N.° V, qui a été frotté cinq fois, la dernière & cinquième friction ayant été faite le 28, son traitement a duré quatorze jours. Je ne compte pas ici ceux qui n'ont pas été guéris. En comparant cette durée avec l'espace qui s'est écoulé entre le commencement du traitement & l'entière disparition des symptômes, ou au moins des symptômes suspects, on verra combien il s'est écoulé de temps entre les dernières frictions & la guérison; on verra que parmi les malades qui ont été complétement guéris, il y en a dont le traitement n'a duré que cinq jours, & dont cependant la guérison ne s'est faite qu'au bout de plus de vingt jours; on en verra dont le traitement a duré sept jours, & dont la guérison ne s'est complétée qu'au bout de trente; & si l'on considère ceux dont on a cru devoir compléter la guérison par des purgatifs, on verra que la différence entre la durée de la maladie & la durée du traitement, est encore bien plus grande. Pendant cette prolongation de temps, il a paru des boutons galeux, il y a eu des boutons lymphatiques & des boutons flegmoneux, qui se sont dissippés ensuite d'eux-mêmes, & sans se renouveler, ce qui n'arrive pas ordinairement dans les gales abandonnées à elles-mêmes; d'où naît une réflexion bien importante sur la durée des effets de certains remèdes appliqués à la peau. On ne peut douter qu'ils ne pénètrent à l'intérieur, & qu'alors ils ne deviennent diaphorétiques; mais ce qui est étonnant, c'est que cet effet diaphorétique se continue si long-temps après qu'on a cessé d'en faire usage; au reste, peût-être cette durée même n'est-elle dûe qu'à la réunion dans un même lieu de malades traités par le même remède, & l'on ne verroit peut-être pas des effets aussi long-temps prolongés chez des malades isolés & traités à part.

Quoi qu'il en soit de l'observation exacte des effets du remède administré par M. l'abbé Quiret au dépôt de Saint-Denys, nous sommes en droit de tirer les conclusions suivantes.

1.° Que le remède préparé à la manière de M. l'abbé Quiret est bon en général, puisqu'il a guéri complétement la plupart des malades que nous avons traités.

2.° Que, pour que la guérison soit complète, il suffit ordinairement de trois frictions.

3.° Que, quoique certains simptômes traînent en longueur après le traitement fini, il n'est pas toujours nécessaire de renouveler les frictions.

4.° Que ce remède fait sortir différens boutons, après que ceux qui constituent l'ancienne gale ont été amortis uo détruits.

5.° Qu'il est des cas où réellement on n'a pas besoin d'unir des remèdes internes aux frictions faites avec ce remède.

6.° Qu'il en est cependant où ces remèdes paroissent nécessaires pour compléter la cure.

7.° Qu'il est des cas où non-seulement on a besoin de plus de trois frictions, mais encore où ce remède n'a point opéré une guérison complète, quoique ces cas soient en général le plus petit nombre.

8.° Qu'il est des gales qui résistent à l'action de ce remède, ainsi qu'à tous les autres.

9.° Qu'il est des cas même où ce remède, qui d'ailleurs ne paroît pas agir communément comme répercussif, peut cependant opérer, comme la plupart des remèdes externes, des répercussions fâcheuses, si le malade n'est pas d'ailleurs traité convenablement : c'est ce qu'il n'a pas été possible de méconnoître dans l'observation faite sur le malade N.° XXVII. Ces cas doivent dépendre de la nature de la gale & de la constitution du sujet.

10.° Que les expériences dont nous venons de rendre compte, prouvent bien que le remède de M. l'abbé Quiret peut être mis au nombre des bons remèdes connus & employés pour le traitement de la gale ; mais qu'à en juger par les faits dont nous avons été témoins, il n'est ni supérieur aux meilleurs remèdes connus, ni absolument exempt des

des inconvéniens des traitemens empiriques, qui feroient employés fans difcernement & fans méthode.

Il eft bien vrai que les fuccès obtenus dans les maifons de l'hôpital général, font beaucoup plus complets que ceux que M. l'abbé Quiret a obtenus fous nos yeux. Quelle que foit la caufe de cette différence, il eft encore vrai que, d'après les rapports de Mrs Girardeau & Collon, la comparaifon faite entre le traitement adminiftré par M. Quiret, & celui qui étoit en ufage dans ces maifons, eft toute à l'avantage du premier, & pour la fûreté du remède, & pour la promptitude de fon action; mais auffi il faut convenir que la lenteur des progrès du traitement ancien de l'hôpital eft fingulière; & que, quand on voit qu'il eft prouvé, par les procès-verbaux comparatifs, que les gales les plus fimples & les plus récentes, traitées par la méthode de l'hôpital, font au moins cinq femaines à guérir, on ne peut s'empêcher d'accufer de quelque vice ce traitement ancien, puifqu'il n'eft aucun praticien qui n'ait obtenu des fuccès beaucoup plus prompts par des remèdes très-ordinaires. D'après cela, on ne peut difconvenir que M. l'abbé Quiret n'ait rendu un fervice réel à ces maifons, en fubftituant un remède généralement bon & d'un prompt effet, à une méthode longue, incertaine & fautive.

Ainfi, il faut confidérer le remède de M. Quiret fous deux rapports; fous le rapport général des méthodes employées pour le traitement de la gale, & fous celui de la pratique reçue à l'hôpital général pour le traitement de cette même maladie.

Sous le premier rapport, le remède de M. l'abbé Quiret doit être mis au nombre des meilleurs remèdes, mais on ne peut le regarder comme nouveau, puisque, tel que M. Quiret le prépare, il est employé dans une des plus grandes provinces de France, & peut-être en beaucoup d'autres lieux encore. On ne peut pas non plus le regarder comme supérieur à tous les autres remèdes externes, puisque nous avons éprouvé, 1.° qu'il étoit des cas, quoique rares, où il pouvoit, ainsi que tous les autres, occasionner des répercussions; 2.° qu'il n'étoit pas toujours également sûr, ni toujours également prompt dans ses effets.

Sous le second rapport, il paroît démontré que pour l'hôpital général, & pour le plus grand nombre des hôpitaux du royaume, ce remède est nouveau & supérieur à la méthode qui y est admise depuis très-long-temps, puisqu'il la passe constamment par la promptitude & la sûreté de son action.

Au Louvre, ce 24 août 1786. *Signé* DE JUSSIEU, JEANROI, COLOMBIER, DEHORNE, DELALOUETTE, ANDRY, DE CHAMSERU, VICQ-D'AZYR, & HALLÉ.

Je certifie la présente copie conforme à l'original contenu dans les registres de la Société royale de Médecine, & au jugement de cette compagnie qui a adopté ce rapport dans son entier.

Signé VICQ-D'AZYR Secrétaire perpétuel.

FIN.

www.ingramcontent.com/pod-product-compliance
Ingram Content Group UK Ltd.
Pitfield, Milton Keynes, MK11 3LW, UK
UKHW020454230726
13925UKWH00005B/1925

9 782014 083569